Ce qu'il faut savoir sur

le diabète de type 1 et 2

Expliqué simplement

Edition : Books on Demand,
12/14 rond-Point des Champs-Elysées, 75008 Paris
Impression : BoD - Books on Demand, Norderstedt, Allemagne
ISBN : 9782322103171
Dépôt légal : Août 2019

Ce qu'il faut savoir sur le diabète de type 1 et 2

Expliqué simplement

Dr Noura Marashi

Docteur en pharmacie

Du même auteur

Livres et fascicules :

Je réponds à vos questions, Tome 1, collection Pharmaquiz 2018.

Ce qu'il faut savoir sur la douleur et les antidouleurs, collection Expliqué simplement, Pharmaquiz, 2019.

Ce qu'il faut savoir sur l'hypertension artérielle, collection Expliqué simplement, Pharmaquiz, 2019.

Chaine Youtube / Réseaux sociaux :

Chaine Youtube : Pharmaquiz disponible sur https://www.youtube.com/channel/UC3CzlCm-0Yh7-lYM6K2SfVg

Facebook : Pharmaquiz et Noura Marashi

Instagram : Pharmaquiz et Noura Marashi

Sommaire

Biographie

Noura Marashi est née et a grandi en région parisienne.

Apres l'obtention de son doctorat d'état en pharmacie avec mention très bien de l'université René Descartes Paris-V, elle décide de se consacrer à l'information dans le domaine de la santé et du bien-être.

Elle touche des centaines de milliers de personnes par sa chaîne Youtube Pharmaquiz et ses réseaux sociaux.

Cette jeune entrepreneuse et youtubeuse au parcours atypique crée le nouveau service de santé en France Pharmaquiz.

Elle n'hésite pas à aller au bout de ses idées et de ses convictions pour venir en aide, informer et surtout rassurer un maximum de personnes en réalisant des conférences, vidéos, articles, fascicules et livres sur les différentes thématiques de santé (maladies, médicaments, bienfaits des fruits, légumes, plantes…)

« Mon objectif est d'informer un maximum de personnes avec un langage simple et compréhensible afin de les rassurer mais aussi prévenir un grand nombre de maladies et de complications. Je suis persuadée que comprendre sa maladie et ses traitements, c'est faire le premier pas vers la guérison. » *Noura Marashi*

Introduction

Le diabète est une maladie chronique, il accompagne le patient tout au long de sa vie. Il est lié à une dérégulation du taux de glucose (sucre) dans le sang, entraînant une augmentation permanente de la glycémie (taux de glucose sanguin).

Près de 5 % de la population française souffre de cette maladie.

Il existe deux types de diabète (1 ou 2) qui se différencient par leur mode et âge d'apparition, mais aussi par l'expression de la maladie ainsi que ses traitements.

Le diabète de type 2 représente 90 % des cas de diabète et touche environ 2 millions de personnes en France. Il se prononce généralement à partir de 40 ans. Il est en relation directe avec l'hygiène de vie du patient (alimentation, activité physique, surpoids).

Depuis quelques années, le nombre de personnes souffrant de cette maladie augmente de manière importante, surtout dans les pays industrialisés où elle commence à s'exprimer dès l'adolescence.

Le diabète de type 1 apparaît relativement tôt (enfance, début de l'âge adulte). Il est principalement dû à la transmission de certains gènes affectant le système immunitaire du patient.

De nombreuses personnes souffrant de diabète ne sont pas diagnostiquées et traitées correctement, ce qui augmente le risque d'apparition de complications.

En l'absence de traitement, cette maladie peut entraîner une atteinte des vaisseaux sanguins et des nerfs sur le long cours. Elle favorise ainsi le risque d'apparition de troubles cardiaques, rénaux, visuels, ainsi qu'une perte de la sensibilité au niveau des mains et des pieds.

Les personnes souffrant de diabète peuvent être sujettes à différents malaises dus à une élévation ou, à l'inverse, à une réduction trop importante de leur glycémie. Ces variations sont causées par des traitements inadaptés à l'activité physique et au régime alimentaire du patient.

1. Qu'est-ce que le diabète ?

Le mot diabète vient de la langue grecque, il signifie « qui traverse ». Les médecins de l'époque avaient constaté que les patients souffrant de cette maladie rejetaient très rapidement l'eau et les boissons qu'ils buvaient, comme si elles ne faisaient que traverser leur organisme. Leurs urines étaient abondantes et contenaient du sucre, d'où l'origine de ce mot.

Le diabète est dû à une réduction ou à l'absence de la sécrétion d'une hormone (messager chimique) appelée insuline, par le pancréas. Cette glande située en dessous et en arrière de l'estomac sécrète une substance (suc) au sein de l'intestin pour la digestion, mais aussi les deux hormones (insuline, glucagon) permettant de réguler la glycémie et de la maintenir à un taux normal, soit environ 1 g/l chez une personne à jeun.

L'insuline a pour rôle principal de réguler la glycémie après un repas ou une collation, elle favorise également la formation de graisse (tissu adipeux) à partir du sucre.

Les aliments consommés au cours de la journée sont pris en charge par notre système digestif qui va les transformer en nutriments (lipides, glucides, protéines…). Ceux-ci sont absorbés et passent à travers le sang pour être transportés puis distribués à l'ensemble de l'organisme grâce à différents éléments (hormones, protéine transporteuse…).

Lorsque le glucose arrive dans le sang, il est pris en charge par l'insuline qui lui permet de pénétrer au sein des différentes cellules pour produire de l'énergie.

Une partie du glucose va être utilisée par les muscles comme source d'énergie. Le reste est transporté vers le foie pour être stocké et constitue ainsi la principale réserve énergétique de l'organisme. La forme de stockage du glucose au sein des muscles et du foie est appelée glycogène (molécule constituée de chaînes de glucose).

Les personnes souffrant de diabète ne sécrètent pas ou très peu d'insuline, ce qui entraîne une accumulation de glucose dans le sang, provoquant une hyperglycémie (augmentation du taux de glucose sanguin). Celle-ci peut provoquer de nombreux dégâts au niveau des vaisseaux sanguins, des nerfs, mais aussi un coma du patient dans les cas les plus graves.

Le diabète de type 1, appelé aussi diabète insulinodépendant, apparaît généralement au cours de l'enfance ou au début de l'âge adulte. Il est moins fréquent que le diabète de type 2.

Lors de ce type de diabète, pour des raisons encore mal connues, les cellules du pancréas responsables de la production d'insuline sont attaquées par le système immunitaire du patient, ce qui entraîne leur détérioration. La production d'insuline devient donc très faible, voire quasi nulle. Le glucose ne pouvant pas entrer à l'intérieur des cellules reste dans le sang et provoque une augmentation permanente de la glycémie. Les différentes cellules ne pouvant pas bénéficier de ce glucose comme source d'énergie doivent avoir recours à la dégradation des graisses et des protéines afin d'assurer leur bon fonctionnement.

Le diabète de type 1 se prononce généralement chez les personnes ayant un terrain génétique favorable en présence de différents facteurs environnementaux. Il s'agirait de l'alimentation du nouveau-né durant les premiers mois de vie, de l'infection par des entérovirus (virus se développant au sein de l'intestin) ou des changements affectant la flore intestinale (ensemble de bactéries, virus, champignons et parasites non pathogènes situés au sein des intestins et permettant le bon fonctionnement de l'organisme). De multiples facteurs sont suspectés, mais leur relation avec l'apparition de la maladie n'est pas encore tout à fait établie.

Il peut aussi être causé par des perturbations importantes qui touchent le pancréas, comme des kystes, un cancer, une inflammation ou la mucoviscidose (maladie génétique affectant le système respiratoire et digestif).

En ce qui concerne le diabète de type 2 ou non insulinodépendant, il se manifeste le plus souvent à partir de 40 ans et touche principalement les personnes en surpoids ou dans l'obésité. Il est beaucoup plus fréquent que le diabète de type 1.

Les personnes souffrant de ce type de diabète sécrètent de l'insuline, mais celle-ci est insuffisante et devient de moins en moins efficace. Les cellules des muscles et du foie développent sur le long cours une résistance à l'action de l'insuline. Cette hormone ne peut plus faire entrer le glucose se trouvant dans le sang au sein des cellules, ce qui provoque une hyperglycémie. En réponse à l'augmentation du taux de sucre dans le sang, le pancréas va redoubler d'efforts pour produire et libérer de l'insuline, mais celle-ci étant inefficace, il s'épuise progressivement et son fonctionnement se dégrade. La production d'insuline devient alors insuffisante pour combler les besoins de l'organisme.

Le risque d'apparition du diabète de type 2 est plus fréquent chez les personnes ayant des parents diabétiques, même si les causes de cette maladie ne sont pas encore réellement connues.

2. Les facteurs de risque et les moyens de prévention du diabète

Le principal élément favorisant la survenue du diabète de type 1 est la transmission de certains gènes par les parents pouvant affecter le système immunitaire dans certaines conditions.

Des recherches sont effectuées pour détecter et contrôler les facteurs environnementaux en relation avec l'apparition de la maladie.

Des études sont aussi menées afin de lutter contre les mécanismes conduisant le système immunitaire à attaquer les cellules du pancréas responsables de la production d'insuline.

À l'issue de ces recherches, différents moyens de prévention pourront être mis en place, permettant ainsi de réduire l'expression de la maladie chez des personnes porteuses des gènes incriminés, mais pas encore diabétiques.

À la différence du diabète de type 1, les facteurs de risque du diabète de type 2 sont bien connus depuis plusieurs années. Il s'agit de :

- L'âge supérieur à 45 ans.
- L'hérédité.
- Le surpoids.
- L'obésité.
- Le manque d'activité physique ou la sédentarité.
- La consommation d'aliments riches en graisses saturées d'origine animale telles que le beurre, la crème fraîche ou les fromages, et pauvres en fibres (fruits et légumes).

Les graisses saturées sont des molécules dont les atomes de carbones sont liés à un maximum d'atomes d'hydrogène au sein de leur formule chimique. Ils sont opposés aux acides gras insaturés qui comportent une ou plusieurs doubles liaisons entre les atomes de carbone.

Les acides gras insaturés (oméga-3, oméga-6) sont privilégiés aux acides gras saturés, car ils ont un effet protecteur, notamment au niveau cardiovasculaire.

Il est important de noter que les femmes présentant un diabète au cours de leur grossesse et ayant accouché d'un enfant de plus de 4,5 kg ont un risque de développer ce type de diabète par la suite.

Même si le terrain génétique est favorable à l'apparition d'un diabète de type 2, il faut savoir que le respect de certaines règles hygiéno-diététiques permet d'éviter l'expression et le développement de cette maladie. Elles consistent à :

- Avoir une alimentation équilibrée et variée.
- Pratiquer une activité physique régulière et adaptée au moins 30 minutes 3 fois par semaine.
- Surveiller le taux de cholestérol sanguin à partir de 40 ans.

- Contrôler son IMC et limiter la prise de poids excessive.

L'IMC, indice de masse corporelle, est calculé à partir du poids et de la taille du patient. Il permet d'identifier une personne en surpoids, en obésité ou en amaigrissement anormal (anorexie, boulimie).

La formule de l'IMC est :

IMC = Poids en kg / (Taille en m)^2

Si l'IMC est supérieur à 24,9, la personne est considérée en surpoids, s'il est au-delà de 30, elle est dans l'obésité. En revanche, un IMC inférieur à 18,5 est le reflet d'un amaigrissement trop important pouvant aussi être dangereux pour la personne.

C'est en respectant l'ensemble de ces principes dès le plus jeune âge qu'il sera possible de prévenir la maladie et d'éviter ses éventuelles complications.

Il est intéressant de savoir que certains médicaments peuvent entraîner une hyperglycémie comme effet secondaire et favoriser le risque d'apparition du diabète de type 2. Il s'agit des corticoïdes, comme la cortisone (surtout s'ils sont pris à forte dose sur une longue période), certains neuroleptiques (traitement de différents troubles du comportement), les anti-cancéreux, de même que différentes pilules contraceptives ou diurétiques. Il est donc essentiel de contrôler la glycémie au cours de ce type de traitement, en particulier chez les personnes à risque.

Généralement, la glycémie revient à la normale après la diminution de la dose ou l'arrêt du médicament en question.

3. Les symptômes et le diagnostic du diabète

Les personnes souffrant de diabète peuvent ne présenter aucun symptôme durant des années.

Les trois symptômes principaux permettant d'alerter la personne sur l'apparition d'un diabète sont :

- Une polydipsie : augmentation importante de la soif malgré la consommation d'eau et de différentes boissons.
- Une polyphagie : augmentation importante de la faim, même si la personne s'est déjà rassasiée.
- Une polyurie : augmentation de la fréquence d'uriner.

21

Ses signes peuvent être accompagnés d'une fatigue importante, de fourmillements, d'une peau qui devient de plus en plus sèche entraînant des démangeaisons, ainsi que des troubles de la vision et/ou de l'érection.

Les personnes souffrant de diabète peuvent présenter des infections fréquentes au niveau de la gencive, de la vessie et des parties génitales (vagin, vulve, prépuce).

Il est important de savoir que ces patients ont des difficultés à cicatriser correctement les petites blessures et coupures, ce qui peut favoriser l'apparition d'infections. Ils peuvent également avoir une perte de la sensibilité au niveau des mains et des pieds, réduisant ainsi leur capacité à détecter puis à soigner des lésions affectant leurs membres.

Une augmentation de la pression artérielle est souvent observée chez les personnes souffrant de diabète de type 2, de même qu'un taux sanguin anormalement élevé de lipides comme les triglycérides.

En cas de suspicion de diabète, le médecin va prescrire une prise de sang afin d'observer la glycémie à jeun. Si elle est supérieure à 1,26 g/l ou 7 mmol/l, il s'agit très probablement d'un diabète. La recherche de glucose et de corps cétoniques (molécules issues de la dégradation des lipides) dans les urines permet de conforter le diagnostic.

La mise en évidence d'anticorps bien spécifiques (anticorps contre les cellules bêta du pancréas) dans le sang est le signe d'un diabète de type 1.

Plus le diabète est diagnostique et traité correctement, moins il y aura de risque d'apparition d'éventuelles complications.

Une fois que le diagnostic est posé, il est conseillé au patient de consulter un ophtalmologiste afin d'évaluer l'état des yeux. Les personnes diabétiques sont plus fréquemment touchées par des troubles visuels tels que la cataracte (opacification de la lentille de l'œil appelée cristallin), le glaucome (augmentation de la pression des liquides se trouvant à l'intérieur de l'œil) ou des atteintes affectant les vaisseaux sanguins de la rétine (membrane qui se trouve au fond de l'œil, elle a pour rôle principal de recevoir les informations et de les transmettre au cerveau via le nerf optique).

4. Les complications du diabète

S'il n'est pas détecté et correctement pris en charge, le diabète peut entraîner d'importantes complications.

Il s'agit principalement de différents types de malaises dus à une glycémie anormalement élevée ou faible. Ces variations de la glycémie sont causées par l'absence de traitement ou par leur mauvaise adaptation au régime alimentaire ainsi qu'à l'activité physique du patient.

Lorsque la glycémie reste trop élevée en permanence, elle peut entraîner des perturbations au niveau des vaisseaux sanguins. Celles-ci augmentent le risque d'apparition de maladies cardiovasculaires, d'artérites (mauvaise circulation du sang au sein des jambes), d'insuffisance rénale, d'accidents vasculaires cérébraux et de troubles de la vision.

Le diabète peut aussi entraîner des atteintes des nerfs, provoquant une perte de la sensibilité au niveau des mains et des pieds. La personne ressent de moins en moins les douleurs liées à de petites blessures et coupures. Celles-ci se cicatrisent avec difficulté, favorisant ainsi les infections par des bactéries, virus et champignons.

Les malaises causés par l'accumulation de glucose dans le sang se manifestent le plus souvent chez le patient atteint de diabète de type 1.

Il en existe différents types :

- L'acidocétose. C'est une accumulation excessive de substances acides appelées corps cétoniques dans le sang. Provenant de la dégradation des lipides (utilisés comme source d'énergie à la place du glucose qui ne peut pas pénétrer à l'intérieur des cellules), ces substances entraînent une haleine à odeur caractéristique (parfum de dissolvant), des nausées, des vomissements, des maux de ventre, une déshydratation, une confusion, des troubles de la respiration et un coma dans les cas les plus graves. Si jamais ces symptômes apparaissent, il est impératif d'appeler les Urgences. Le traitement se fera par l'administration d'insuline.

- L'hyperosmolarité. Elle se produit lorsque le taux de glucose devient trop élevé dans le sang. Elle entraîne une déshydratation importante, des étourdissements, une confusion et un coma pouvant être fatal au patient dans les cas les plus graves. Elle nécessite un appel aux Urgences et doit être traitée le plus rapidement possible.

- L'hypoglycémie. Elle est due à une inadaptation des traitements au régime alimentaire et à l'activité physique du patient. Elle se traduit par des vertiges, des sueurs, des palpitations, des nausées, des tremblements, une faiblesse des muscles, une perte d'attention, une confusion, une nervosité, une irritabilité, une peau froide moite et une perte de connaissance dans les cas les plus graves. Il faut donner immédiatement du sucre (morceau de sucre, verre de soda ou de sirop...) à la personne. Si les symptômes ne s'atténuent pas au bout de 10 minutes, il faudra consulter un médecin car celle-ci peut aussi être due à une infection nécessitant un traitement adapté.

5. Les traitements du diabète

Le premier traitement incontournable du diabète est le respect des règles hygiéno-diététiques. Elles permettent d'optimiser l'efficacité des médicaments, mais aussi de limiter les éventuelles complications.

Il s'agit :

- De limiter puis d'arrêter la consommation d'alcool et de tabac.

- D'avoir un régime alimentaire équilibré et varié riche en fruits et en légumes, en privilégiant les graisses insaturées (huile de noix, olives, colza...), mais aussi en limitant la consommation des aliments à index ou indice glycémique élevé (valeur qui estime la capacité d'un aliment à augmenter plus ou moins rapidement le taux de sucre dans le sang). Les sucres rapides ont un index glycémique supérieur à 70, ils augmentent la glycémie rapidement après leur absorption (pain blanc ou complet, pomme de terre au four ou en purée, soda, bonbon, barre chocolatée...). Ils peuvent être constitués de quelques glucides (sucres simples) ou de chaînes de centaines de glucides (sucres complexes). Ils favorisent la prise de poids. L'index glycémique d'un aliment dépend de sa composition, mais aussi de son mode de consommation (cuisson, jus, mélange à d'autres ingrédients...).

- Pratiquer une activité physique régulière et adaptée, comme 30 minutes de marche par jour.
- Boire au moins 1,5 à 2 l d'eau par jour.
- Dormir 8 à 10 heures par nuit.
- Prendre soin et surveiller régulièrement l'état de ses pieds, les plaies pouvant s'aggraver rapidement du fait de la perte de sensibilité et de la fragilisation des petits vaisseaux sanguins. Lorsque l'infection est trop importante, elle peut conduire à l'amputation dans les cas les plus graves.
- Contrôler la vision au moins une fois par an.
- Surveiller l'état du cœur, des reins, mais aussi le poids (calcul de l'IMC) et les taux de lipides (cholestérol, triglycérides...) via des prises de sang.

Le traitement de base du diabète de type 1 est l'insuline. Les personnes chez qui le diabète de type 1 a été diagnostiqué doivent être hospitalisées quelques jours afin d'être informées et éduquées à leur traitement.

Il est essentiel que le patient sache doser sa prise d'insuline en fonction de son régime alimentaire et de son activité physique afin d'éviter le risque d'hypo ou d'hyperglycémie.

La pratique d'une activité physique permet de contrôler le poids, de réduire les risques cardiovasculaires, mais aussi de diminuer la quantité d'insuline qui doit être injectée.

Il est impératif de surveiller la glycémie avant un effort physique afin d'adapter la dose d'insuline à administrer. Une hypoglycémie pouvant apparaître quelques heures après le sport. Il est important que la personne diabétique ait de quoi remonter rapidement son taux de sucre dans le sang (morceau de sucre, soda, sirop, bonbon à sucer...).

Il faut savoir que la pratique du sport est fortement déconseillée en cas d'hyperglycémie. L'organisme va puiser son énergie par la dégradation des graisses, ce qui va entraîner la production importante de corps cétoniques. Ces molécules acides peuvent être très néfastes à l'organisme (risque de coma). En cas de doute, il est possible de vérifier la présence de ces substances dans les urines via des bandelettes urinaires vendues en pharmacie.

Un suivi psychologique peut être proposé aux patients souffrant de diabète.

L'efficacité du traitement est observée par le dosage de l'hémoglobine glyquée. L'hémoglobine est une protéine qui se trouve à l'intérieur des globules rouges. Elle permet de transporter l'oxygène à travers le sang. Lorsque des molécules de glucose s'accrochent à cette protéine, elle est appelée hémoglobine glyquée. Elle reflète le taux de sucre dans le sang depuis les six dernières semaines. Son taux normal est de 5,5 %. Il est plus élevé chez les personnes souffrant de diabète (7 % pour un adulte et 7,6 % chez les enfants).

Les médicaments prescrits pour traiter le diabète de type 2 ont pour objectifs de réguler la glycémie ainsi que de limiter et de contrôler les complications susceptibles d'apparaître.

Le traitement de prédilection du diabète de type 2 est la metformine.

Cette molécule permet d'augmenter l'efficacité de l'insuline déjà présente au niveau du sang.

La metformine est largement prescrite partout dans le monde pour traiter le diabète. Elle a montré une réelle efficacité pour réguler la glycémie, mais aussi pour limiter les complications cardiovasculaires du diabète.

Elle est généralement prescrite chez les personnes en surpoids.

L'effet secondaire principal de la metformine est l'apparition de diarrhées. Il est donc conseillé de la prendre au cours ou à la fin du repas.

Il est important de savoir que ce médicament doit être arrêté avant un examen utilisant des produits de contraste à base d'iode (radiographie, scanner...), mais aussi en cas d'une chirurgie se réalisant sous anesthésie générale.

D'où l'utilité de prévenir le médecin de l'ensemble de ses traitements avant ce type d'intervention.

Ce médicament est contre-indiqué chez les personnes souffrant d'insuffisance rénale, hépatique ou cardiaque.

Un contrôle de l'activité rénale est recommandé tout au long du traitement.

Si la metformine ne suffit pas à contrôler la glycémie, une autre classe de médicament peut être prescrite en plus, comme les sulfamides hypoglycémiants tels que le glibenclamide ou le gliclazide.

Ce groupe de médicaments a pour fonction de stimuler le pancréas pour qu'il augmente sa production d'insuline.

L'effet secondaire principal de cette classe de médicament est le risque d'hypoglycémie. Il est important de connaître ses signes (pâleur, vertiges, fatigue, faim, tremblements, transpiration intense, perte de connaissance dans les cas les plus graves) afin d'y remédier le plus rapidement possible en donnant du sucre (morceau de sucre, sirop, soda) au patient.

Pour limiter cet effet, il est recommandé de prendre ce type de médicaments avant le repas. Il est impératif de ne pas sauter de repas lors de la prise de ces substances.

Des précautions seront à prendre si jamais le patient souhaite faire un jeûne prolongé, sauter un repas ou réaliser une activité physique inhabituelle. Il faudra donc prévenir le médecin afin de limiter les risques.

D'autres médicaments appelés glinides (repaglinide...) ont la même action que les molécules du groupe précédent. Ils stimulent la production d'insuline, par le pancréas. La principale différence est qu'ils ont une action plus rapide, leur prise doit donc être immédiatement suivie d'un repas. Les précautions à prendre sont les mêmes qu'avec les sulfamides hypoglycémiants.

Il est intéressant de savoir que la sécrétion d'insuline par le pancréas après la prise d'un repas est sous l'influence d'autres hormones, et notamment les incrétines.

Ces hormones sont libérées par l'intestin. Elles stimulent la libération d'insuline lorsque le taux de sucre augmente dans le sang. Elles permettent aussi d'inhiber la sécrétion de glucagon (hormone sécrétée par le pancréas pour mobiliser les réserves de sucre et augmenter la glycémie entre les repas ou lors d'un effort physique. Elle entraîne la dégradation du glycogène afin de fournir du glucose).

Ces incrétines ont aussi comme rôle de ralentir la vidange de l'estomac et de réduire l'absorption du glucose par l'intestin.

Des médicaments ont été produits pour mimer l'action des incrétines. Ils sont nommés incretinomimétiques (exénatide, liraglutide). Ils permettent de réguler la glycémie. Leurs effets secondaires principaux sont des troubles digestifs, surtout en début de traitement, ainsi qu'un risque accru d'hypoglycémie s'ils sont associés à d'autres médicaments favorisant la libération d'insuline.

Pour limiter la dégradation des incrétines et prolonger ainsi leur durée d'action, des médicaments de la classe des gliptines (sitagliptine, saxagliptine) ont été mis sur le marché.

Ces traitements peuvent entraîner une pancréatite (inflammation du pancréas) chez certaines personnes. Il est donc recommandé de suivre l'état du pancréas tout au long du traitement. La consultation médicale est recommandée lors de l'apparition de douleurs abdominales intenses et persistantes au cours de ce type de traitement.

Ils peuvent également entraîner dans certains cas des troubles au niveau du foie, de la peau et des voies respiratoires. Il est important de signaler au médecin les perturbations qui peuvent éventuellement se manifester.

Le risque d'hypoglycémie est aussi majoré si ces médicaments sont associés à d'autres traitements stimulant la sécrétion d'insuline.

Les médicaments de dernière classe généralement prescrits sont des principes actifs qui permettent de diminuer l'absorption du sucre après un repas, comme l'acarbose. Il est conseillé de les prendre avant ou au cours des repas. Ils peuvent entraîner des spasmes ainsi que des douleurs abdominales.

Si jamais la prise de ces médicaments, seul ou en association, ne suffit pas à contrôler la glycémie, un traitement par insuline sous forme d'injection sous-cutanée va être mis en place.

Il est essentiel de savoir que ces médicaments peuvent interagir avec d'autres types de substances modifiant le taux de sucre dans le sang, comme certains médicaments, compléments alimentaires ou plantes médicinales. Il est impératif de prendre l'avis de son médecin ou pharmacien avant de faire de l'automédication et de consommer ce type de produits.

L'auto-surveillance du taux de glucose dans le sang via un lecteur de glycémie est essentielle pour observer l'efficacité des traitements, mais aussi pour limiter le risque d'hypoglycémie due aux médicaments.

Des traitements permettant de contrôler l'hypertension artérielle et l'excès du taux de cholestérol peuvent être prescrits en plus chez les personnes qui souffrent de diabète de type 2 afin de limiter les complications.

6. Le diabète de grossesse

Une intolérance au glucose peut apparaître au cours de la grossesse, c'est le diabète gestationnel ou diabète de grossesse. Il entraîne une augmentation plus ou moins importante de la glycémie chez des femmes enceintes sans antécédent de diabète.

Généralement, la glycémie revient à la normale après l'accouchement. Il faut tout de même faire attention car s'il n'est pas pris en charge correctement, ce type de diabète peut entraîner des troubles chez la mère (hypertension artérielle, surpoids, œdème, risque d'accouchement prématuré) et le nouveau-né (surpoids, problèmes respiratoires).

Lors de la grossesse, il y a une augmentation des besoins en insuline du fait de la libération de certaines hormones par le placenta (organe temporaire situé au sein de l'utérus permettant les échanges entre la mère et le fœtus). Pour répondre à cette demande, le pancréas va augmenter son travail et ainsi libérer plus d'insuline. Cet organe pouvant être moins réactif chez certaines femmes enceintes, les quantités d'insuline libérée ne permettent pas de réguler la glycémie, d'où l'apparition d'un diabète gestationnel. Il peut aussi être révélateur de la présence d'un diabète de type 2 non diagnostiqué avant la grossesse.

Le glucose en excès traverse le placenta et provoque une augmentation du poids du fœtus, rendant l'accouchement plus difficile et favorisant le risque d'apparition d'un diabète de type 2 au cours de sa vie.

Le diabète gestationnel se présente le plus souvent chez des femmes :

- En surpoids.

- Dont l'âge est supérieur à 35 ans au moment de leur grossesse.
- Issues de parents atteints d'un diabète de type 2.
- Ayant accouché d'un nouveau-né de plus de 4 kg lors de grossesses précédentes.
- Traitées par des corticoïdes (cortisone) à forte dose sur une longue période avant d'être enceintes.

Le traitement de ce type de diabète repose essentiellement sur l'adoption de règles hygiéno-diététiques (alimentation équilibrée et variée riche en fibres, respect des trois repas au cours de la journée avec deux collations, activité physique régulière et adaptée). Dans de rares cas, l'insuline peut être prescrite pour réguler la glycémie, c'est le seul médicament antidiabétique autorisé chez la femme enceinte.

Pour contrôler le risque d'hyperglycémie, l'auto-surveillance de la glycémie à jeun est essentielle, elle ne doit pas dépasser 0,92 g/l.

Enfin, il faut savoir que la présence d'un diabète gestationnel n'est pas une entrave à l'allaitement maternel du nouveau-né.

Conclusion

De nombreuses personnes peuvent être atteintes de diabète sans en avoir conscience. Il est donc impératif de réaliser un dépistage le plus rapidement possible afin de limiter les éventuelles complications.

Bien que le diabète de type 1 ait une origine génétique, des études sont en cours afin de limiter l'expression de la maladie chez les personnes porteuses des gènes suspectés.

Le traitement de ce type de diabète se résumant à l'insuline, il est essentiel que le patient sache doser sa prise en fonction de son alimentation et de son effort physique. Le patient et ses proches doivent également connaître les différents symptômes mettant en évidence une réduction ou une augmentation trop importante de la glycémie afin d'y remédier le plus efficacement possible.

Le diabète de type 2 fait partie des maladies qui se développent de plus en plus, alors que son apparition peut être évitée en adoptant dès le plus jeune âge de bonnes habitudes d'hygiène de vie.

Informer et éduquer les adolescents par rapport à leur indice de masse corporelle permettrait de les sensibiliser davantage sur les risques encourus en cas de surpoids, d'obésité, et même d'un amaigrissement trop important.

Des recherches sont actuellement menées pour limiter l'expression du diabète e type 2 chez les patients ayant un terrain génétiquement favorable.

Le traitement de cette maladie passe impérativement par le respect des règles hygiéno-diététiques.

Les médicaments permettent de maintenir la glycémie à un taux normal, réduisant ainsi l'apparition des complications.

Bibliographie

Dorosz, Philippe. *Guide pratique des médicaments.*
27ᵉ édition. Malone, 2007, 1893 p.

MARASHI, Noura (2017). *Je réponds à vos questions,*
tome 1. Paris : Books on Demand, 111 p. Collection :
Pharmaquiz

Lelittré.org |en ligne]. Dictionnaire de la langue française
par E Littré. Consulté le 16 avril 2019. Disponible sur :
https://www.littre.org/

Enrekasante par Vidal |en ligne]. Vidal. 2009-2019.
Consulté le 22 avril 2019. Disponible sur :
https://eurekasante.vidal.fr/

Prescrire.org [en ligne]. Association mieux prescrire
(AMP). Consulté le 22 avril 2019. Disponible sur :
https://www.prescrire.org/

Pharmacomédicale |en ligne]. Collège national de
pharmacologie médicale (CNPM). Consulté le 27 avril
2019. Disponible sur : https://pharmacomedicale.org/

Chaîne YouTube Pharmaquiz |en ligne]. YouTube. 2019.
Consulté le 22 avril 2019. Disponible sur :

https://www.youtube.com/channel/UC3CzlCm-0Yh7-1YM6K2SfVg